AF404212

DE

L'EAU DE SELTZ

Factice

SON INNOCUITÉ

SES AVANTAGES

OPINION DU CORPS MÉDICAL ET DE LA SCIENCE

SUR LES EAUX GAZEUZES NATURELLES ET ARTIFICIELLES.

VERSAILLES

IMPRIMERIE BEAU JEUNE,

36, rue de l'Orangerie.

—

1863

FABRIQUE
D'EAUX GAZEUZES
LIMONADES, GRENADINES
SIROPS RAFRAICHISSANTS, ETC.

DE R. GAFFARD
32 et 34, Rue de l'Orangerie, à Versailles.

La fabrication des Eaux Gazeuses (dites *Eaux de Seltz*) a toujours été l'une des attributions de la Pharmacie ; et si depuis quelque temps elle est entre les mains de personnes complétement ou à peu près étrangères aux préparations de l'officine, le Pharmacien n'en reste pas moins seul apte à apporter toutes les précautions, tous les soins particuliers que réclame cette fabrication pour la sécurité des malades ou de ceux qui en font un usage habituel.

Touché des inconvénients que pourrait entraîner, au point de vue de l'hygiène, la préparation de ce produit par tout autre qu'un Pharmacien, j'ai joint à ma maison déjà bien connue, une fabrique d'Eaux Gazeuses, Limonades, Grenadines, Sirops rafraîchissants, etc.

Tous ces produits ne laissent rien à désirer et ne contiennent aucune des substances étrangères, sirop de glucose ou de froment par exemple, que beaucoup de fabricants emploient souvent pour leurs sirops. Quant à la question de bon marché, mon matériel est assez important pour me permettre de vendre aux mêmes conditions que les autres.

Les Eaux Gazeuses, les Limonades, Sirops, etc., ainsi que les *Eaux minérales naturelles, dont le prix - courant est plus loin*, sont transportés à domicile par une voiture spécialement attachée à ce service.

Les commandes doivent être faites la veille.

Eaux de Seltz	— siphon	»	fr.	20 c.
—	— demi-siphon	»		15
Limonades	— la bouteille.	»		60
—	— la demi-bouteille.	»		40

On dépose 3 fr. par chaque siphon.

M. GAFFARD a établi un dépôt de ses Eaux gazeuses, Limonades, Grenadines, Sirops rafraîchissants, chez M. Catutelle, épicier, place du Marché, à Neauphle-le-Château.

DE

L'EAU DE SELTZ FACTICE

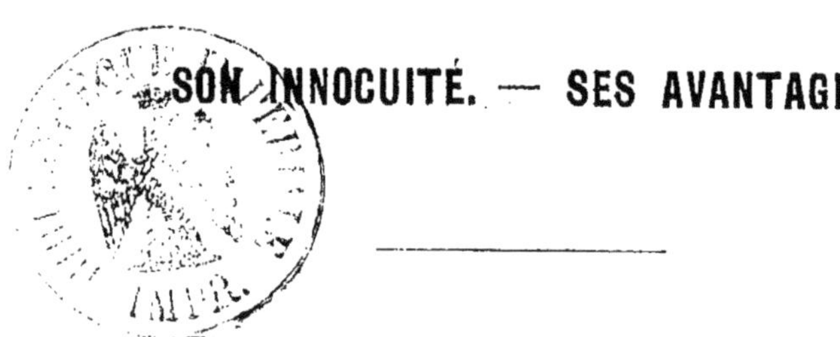

SON INNOCUITÉ. — SES AVANTAGES.

OPINION DU CORPS MÉDICAL ET DE LA SCIENCE

Sur les Eaux Gazeuses Naturelles et Artificielles.

Chacun sait que l'on entend par *eau minérale* toute eau qui, dans son cours souterrain, a été placée dans des circonstances qui lui ont permis de se charger, en plus ou moins grande quantité, de gaz, de sels, de substances organiques même, et d'acquérir de cette façon une saveur et des propriétés spéciales que ne possèdent pas les eaux naturelles qui s'approchent de l'état de pureté.

Si ces eaux, ajoute M. Chevreul, auquel appartient cette définition, peuvent avoir quelque action sur l'économie animale, soit par les corps qu'elles ont dissous, soit par leur température, elles prennent le nom d'*eaux médicinales*.

Mais cette définition, bien qu'elle émane d'un savant chimiste, est reconnue, par lui-même, insuffisante, et l'expression d'*eaux médicinales*, bien qu'employée généralement, repose à peu près exclusivement sur l'emploi de ces eaux dans la thérapeutique, et serait plus exactement traduite par l'ancienne dénomination d'eaux médicinales, *aquæ medicatæ*.

Quant à la classification de ces eaux, elle ne peut guère porter que sur l'un de ces trois points de vue : les propriétés physiques et la composition de l'eau, considérée en elle-même : c'est le point de vue chimique ; l'origine de cette eau, ses relations avec l'âge ou la nature des terrains dont elle sort : c'est le point de vue géologique ; enfin ses applications à l'hygiène et à la thérapeutique : c'est le point de vue médical, le seul dont on s'occupe ici.

Au point de vue thérapeutique, l'*Annuaire des Eaux de la France* pour 1851, publié en 1853, admet six groupes principaux d'eaux minérales ; aux deux premiers appartiennent les eaux acidules alcalines, et celles calcaires ou acidules simples, au nombre desquelles est classée l'eau de Seltz.

En ce qui concerne les propriétés des eaux acidules simples ou calcaires, voici quelques détails :

De toutes les eaux minérales, les gazeuses acidules froides, c'est-à-dire celles dans lesquelles l'acide carbonique n'entraîne avec lui que peu ou point de carbonate alcalin, mais seulement des carbonates terreux, sont, sans contredit, celles qui excitent le moins l'organisme ; prises à l'intérieur, dans l'état de santé, elles sont excellentes pour calmer la soif, restaurent sans irriter l'organisme, et forment une boisson hygiénique, rafraîchissante, très-salubre, surtout pendant les chaleurs de l'été. Les habitants des lieux où elles jaillissent en font leur boisson habituelle.

Si l'eau acidule, prise en quantité modérée, peut être bue sans inconvénient dans l'état de santé, elle détermine, dans l'état pathologique, des effets avantageux ou nuisibles, suivant le genre d'affections auxquelles on l'applique. En général, elle produit une excitation lente, modérée, qui convient précisément à la nature d'une foule de maladies diverses ; elle ralentit et régularise la circulation, stimule légèrement les organes digestifs et augmente la sécrétion urinaire ; elle provoque des évacuations critiques par les selles et le plus ordinairement par les urines. Ses vertus médicatrices sont dues particulièrement à la forte proportion de gaz acide carbonique qu'elle recèle ; et comme ce fluide élastique exerce une action sédative sur le système nerveux, il en résulte que cette eau est généralement favorable aux personnes d'un tempérament sec, bilieux, et dans les maladies où il subsiste quelque trace d'irritation ou quelque disposition inflammatoire. Aussi est-elle bien adaptée au traitement de toutes les affections qui requièrent des boissons rafraîchissantes, acidules; son usage est avantageux dans les fièvres d'été, qui présentent un caractère bilieux, muqueux, dans la production anomale de bile, dans les irritations si variées de l'estomac, les vomissements nerveux et les engorgements du foie, qui sont le produit du régime et du séjour dans les climats brûlants. Chez les savants, chez les hommes d'affaires, dont la santé commence à souffrir par suite des fatigues de l'esprit et d'une vie sédentaire, les eaux acidules gazeuses contribuent, sans secousse et sans trop d'excitation, à relever le ton des organes digestifs, affaiblis par les veilles prolongées et l'exercice intellectuel. Mais c'est particulièrement sur l'appareil urinaire qu'elles déploient leur action, et, sous ce rapport, elles sont très-salutaires aux malades affectés de gravelle et de phlegmasie chronique des reins ou de la vessie...

Les dermatoses (dartres de tout genre), qui coïncident avec une phlogose lente des voies digestives, peuvent être favorablement modifiées par l'emploi des eaux acidules... Hoffmann et Guillaume Huffeland ont considéré les eaux acidules froides comme un remède précieux dans le traitement des maladies de la poitrine...

Dans l'état de maladie, on boit les eaux acidules froides à la dose d'un à deux litres. *Il faut les boire à la source même, pour prévenir la perte du gaz acide carbonique...* Mêlées au vin, elles le rendent pétillant, agréable; unies à l'eau sucrée, elles facilitent la digestion...

Les eaux minérales acidules s'altèrent par le transport; *elles perdent de leur qualité en raison de la distance du lieu d'où on les tire et du temps qu'elles sont conservées.*

Les sources acidules froides, plus ou moins alcalines, que nous possédons en France, peuvent remplacer *avantageusement* l'eau de seltz, dont l'importation annuelle nous rend tributaires du duché de Nassau pour *environ* 500,000 fr. Que manque-t-il à nos sources bienfaisantes? Une origine étrangère. (*Annuaire des Eaux de la France* (eaux minérales), pour 1851).

A ces passages, extraits de l'ouvrage rédigé par une *commission spéciale*, et publié par ordre du ministre de l'agriculture, du commerce et des travaux publics, doivent se joindre quelques lignes, suivies de la signature de leur auteur.

Jusqu'à présent, on le voit, il n'est parlé que de l'eau de Seltz naturelle; mais ces préliminaires étaient indispensables.

Dans un passage cité précédemment et souligné, les rédacteurs de l'*Annuaire* ont dit :

Que les eaux acidules froides (celle de Seltz ou Selters y comprise), *s'altéraient par le transport, perdaient de leurs qualités en raison de la distance du lieu d'où on les tirait et du temps pendant lequel on les conservait,* et qu'il fallait les boire à la source même, pour prévenir la *déperdition du gaz carbonique.*

Les témoignages des siècles et les observations cliniques de nos jours, avaient dit précédemment les mêmes rédacteurs, sont d'accord pour démontrer que les eaux minérales, prescrites à propos, et *employées à leurs sources,* sont la médication la plus puissante contre les maladies chroniques, parce qu'elles agissent à la fois comme moyen hygiénique et comme moyen médicamenteux. C'est évidemment à cette heureuse association que l'on doit les succès remarquables qui sont parfois obtenus aux sources sanitaires.

La part que les *conditions hygiéniques* peuvent prendre aux résultats thérapeutiques obtenus auprès des sources thermales, dit M. le docteur Durand-Fardel, secrétaire général de la Société d'hydrologie médicale de Paris, est telle, que je la considère comme faisant *partie intégrante* du traitement thermal. Vous n'aurez pas de peine à croire, en effet, que si l'on venait à faire couler, au centre de Paris, les eaux minérales les plus actives, et dans leur plus grande intégrité, celles-ci ne produiraient pas les effets que l'on en rapporte, lorsqu'on est allé les chercher aux Pyrénées, dans l'Auvergne ou sur les bords du Rhin.

Les circonstances accessoires à la médication thermale qu'entraîne un séjour aux eaux minérales, dit-il plus loin, se peuvent rapporter aux deux faits suivants : changement de climat ou au moins de milieu; changement d'habitudes par la distraction et l'exercice auxquels on se livre habituellement aux eaux... Les conditions atmosphériques, l'exercice et la distraction, tels sont les trois éléments, pris dans le sens hygiénique, que les malades ont à rencontrer aux eaux minérales.

On conseille aux malades, dit M. le Pileur, dans l'*Encyclopédie Didot,* de se rendre ou de se faire porter à *la source même,* non-seulement parce que l'exercice peut ajouter ses bons effets à ceux des eaux minérales, mais parce que le refroidissement et les autres modifications qui ont lieu dans le transport de l'eau, même à peu de distance, ne peuvent que diminuer les chances de succès.

Dans son *Dictionnaire de médecine usuelle,* M. Beaude, médecin inspecteur des eaux minérales, s'exprime ainsi sur ce sujet :

Les eaux minérales varient dans leur action, suivant qu'on les prend *à la source* ou dans un lieu qui en est éloigné. Les eaux prises à la source ont une action beaucoup plus marquée que lorsqu'on les prend après un puisement plus ou moins ancien : il est une foule de principes volatils qui se dégagent au moment où l'eau sort de la source, et qui ne sauraient se conserver lorsque l'eau est puisée depuis quelque temps. L'azote, l'*acide carbonique* et d'autres gaz ne se retrouvent plus, ou n'existent qu'en des proportions infiniment moindres, lorsque les eaux ont subi un transport...

L'action des eaux minérales naturelles, indépendamment des causes que nous avons indiquées, se trouve aussi singulièrement favorisée par les circonstances qui accompagnent leur administration : changement de lieu... effet moral... action de la campagne, du site, de l'air vif des montagnes... liberté... gaîté... régime plus sévère... vie tout hygiénique et réglée... toutes ces considérations, indépendamment de l'effet réel et physiologique des eaux, contribuent *d'une manière puissante* aux bons résultats que présente leur emploi, et doivent expliquer pourquoi les eaux prises *loin de la source* sont souvent loin d'offrir les mêmes ressources que lorsque les malades s'y transportent...

Devant la Société d'Hydrologie, en 1858, M. le docteur Treuille, si souvent cité dans certaine brochure, dont il sera parlé plus loin, rappelait en ces termes un travail qu'il avait publié récemment :

Nous posions en fait que les eaux minérales n'ont d'efficacité réelle que *prises à la source*. Nous ajoutions même que, selon nous, en dehors de leur point précis d'émergence, les eaux minérales devenaient inaptes à produire, sur l'organisme, cette action multiple et complexe qui le modifie si complétement. Enfin, recherchant le principe fondamental de l'action des eaux, leur vitalité, nous allions jusqu'à déclarer l'*impuissance radicale* et la *complète inefficacité* des eaux transportées.

Nous n'avons rien à rétracter de ce que nous avons avancé.

Après avoir rappelé cette opinion, que partageaient, disait-il, tout le corps médical, et notamment ceux qui se sont le plus occupés d'hydrologie, le même docteur critiquait les divers moyens employés jusqu'à ce jour pour conserver les eaux minérales transportées, et concluait en disant que la conservation des eaux était un mythe.

De tous les moyens essayés depuis, dans ce but, par des hommes spéciaux, MM. Filhol, Ossian Henri, Jules François, ingénieur des mines, aucun n'a réuni les qualités voulues.

Ce fait une fois établi, et reconnu par les autorités qui viennent d'être citées : que les eaux minérales naturelles n'ont toute la valeur qu'on leur attribue que lorsqu'elles sont utilisées aux sources, revenons à notre sujet : l'eau de Seltz artificielle ou factice, ou plutôt l'eau gazeuse du commerce.

La difficulté de conduire les malades aux sources, dit d'abord M. Beaude, jointe aux inconvénients que présentait le transport des eaux minérales, engagea des médecins chimistes à tâcher d'imiter ces produits naturels ; les découvertes de la chimie moderne, vers la fin du dernier siècle, et la perfection des méthodes d'analyse qui en furent la conséquence, laissèrent entrevoir l'espoir d'arriver à une imitation complète des eaux minérales.

(BEAUDE, *Dictionnaire de médecine usuelle.*)

Les eaux minérales factices, ces composés que l'on doit aux progrès de la chimie, sont précieux en ce que plusieurs d'entre eux peuvent être considérés comme de bons succédanés des eaux minérales naturelles, à un certain point de vue... L'eau de Seltz factice agit à peu près comme l'eau de Seltz naturelle, en excitant légèrement l'estomac.

(A. LE PILEUR, *Encyclopédie Didot.*)

Toutes les eaux minérales ne présentent pas les mêmes difficultés dans leur imitation ; il en est qui non-seulement peuvent être facilement imitées, mais qui encore peuvent présenter des qualités supérieures aux eaux naturelles, *telles surtout qu'elles nous sont livrées après leur transport de la source* ; les eaux qui contiennent de l'acide carbonique en assez grande quantité, et surtout les eaux ferrugineuses carbonatées, sont dans ce cas... Les eaux factices doivent être préférées, dans certains cas, aux eaux naturelles, lorsqu'on ne peut les boire à la source ; et les eaux qui seront l'objet de cette préférence sont surtout les eaux ferrugineuses et *acidules gazeuses.*

Si, dans certains cas, les eaux acidules gazeuses factices sont préférables ou presque égales en qualité aux eaux naturelles, voyons quelles sont les propriétés de l'eau de Seltz factice.

Aux qualités relatées plus haut et que possède l'eau de Seltz naturelle, M. Beaude ajoute :

L'eau de Seltz factice est rafraîchissante, agréable et utile pour beaucoup de personnes, surtout pendant les chaleurs de l'été ; elle favorise la digestion chez les personnes qui ont l'estomac paresseux.

L'eau de Seltz factice agit *à peu près* comme l'eau de Seltz naturelle, en excitant légèrement l'estomac.

(A. Le Pileur, *Encyclopédie Didot*.)

Une erreur, dit encore M. Beaude, qui avait été accréditée par quelques médecins, consistait à croire que les eaux de Seltz naturelles conservaient plus longtemps leur gaz que les eaux factices. Voulant vérifier ce fait, nous avons pris des eaux naturelles de Seltz dans six dépôts à Paris, et, après nous être parfaitement assuré de leur origine, nous avons versé de cette eau dans six verres à expériences; nous versâmes, comparativement, de l'eau de Seltz factice de six fabriques différentes dans six verres semblables, et en même quantité, et, ayant abandonné ces douze verres à l'air libre, nous avons constaté que l'eau retenait indifféremment les mêmes proportions d'acide carbonique; le précipité d'eau de chaux nous a même paru plus abondant dans l'eau factice de certaines fabriques que dans l'eau naturelle, ce qui indiquait qu'elle avait retenu une plus forte proportion de gaz.

Enfin, ajoute M. Beaude, nous ne saurions mieux terminer notre article sur les eaux artificielles qu'en citant ce que dit sur leur emploi M. Soubeyran, dans le *Dictionnaire de médecine* :

« Les eaux minérales naturelles doivent être préférées aux eaux artificielles *toutes les fois qu'elles peuvent être conservées longtemps* sans s'altérer... (On a vu plus haut que ce fait était impossible.) Il est même des cas où les eaux artificielles doivent être préférées, et il cite à ce sujet, dit cet auteur, les eaux gazeuses dont nous avons déjà parlé, et enfin il finit en disant que c'est dans ces cas que l'on peut dire que l'art a réellement surpassé la nature. »

A ces opinions, on pourrait en ajouter quantité d'autres qui dépasseraient les bornes de cette notice. Les extraits déjà reproduits permettent cette restriction.

Les faits ci-dessus rappelés ont été si bien confirmés par l'expérience, depuis 1775, époque à laquelle un médecin de Montpellier prépara pour la première fois des eaux gazeuses artificielles imitant l'eau de Seltz, que cette fabrication alla toujours en progressant.

En 1830, le siphon était inventé, et l'industrie des eaux de Seltz artificielles, prenant des développements de plus en plus importants, compte à Paris, aujourd'hui, plus de soixante fabriques qui livrent à la consommation près de vingt millions de siphons par année.

Dans les principaux centres de population, des établissements semblables se sont fondés et se fondent tous les jours, et la consommation des eaux factices est infiniment supérieure à celle des eaux minérales naturelles.

Un tel succès devait, nécessairement, être la source de bien des jalousies ; et l'on comprend qu'après une réussite aussi complète, l'eau de Seltz, dont chacun appréciait les vertus, a dû compter bien des envieux. Aussi de temps à autre, sans nul désintéressement et toujours à leur profit, des industries rivales ont formulé contre elle des critiques aussi malveillantes qu'injustes.

Aussi, bien que, dans la nomenclature aride qui précède, les avantages et l'innocuité de l'eau de Seltz artificielle paraissent suffisamment démontrés, il est cependant utile de réfuter quelques objections, où le ridicule le dispute à l'erreur.

En matière d'eaux minérales naturelles prises à la source, leurs avantages sont reconnus, pour la plupart ; quant à celles *transportées*, l'on a vu ce qu'en pensent les maîtres de la science, ainsi que leur opinion à l'égard de l'eau de Seltz artificielle.

En matière de commerce et d'industrie, toute concurrence doit être admise, pourvu qu'elle soit loyale, et que son auteur ne cherche pas à s'élever au détriment d'autrui. Tel est l'avis de tous les gens sensés.

Ceci soit dit en général, à tous les détracteurs de l'eau de Seltz, dans un but d'intérêt, et en particulier à l'auteur anonyme de la brochure dont il est maintenant question.

Il y a quelque temps, en effet, apparaissait un opuscule de vingt-quatre pages, dont on se serait contenté de rire, si l'on n'avait eu lieu de craindre que les réclames impudentes dont il est rempli ne trouvassent quelques approbateurs. L'eau de Seltz, entre autres, encourant toute défaveur au profit exclusif des eaux de Condillac, Grandrif et Renaison, une réponse devenait nécessaire.

De l'eau de Seltz factice.

SES INCONVÉNIENTS. — SES DANGERS.

Opinion du corps médical sur les eaux gazeuses naturelles et artificielles.

A.-L. Lavoisier, impr.-lithog. de la *Compagnie des eaux gazeuses naturelles de table.*

Tel est le titre de la brochure, dont suit l'analyse.

Après une courte apologie des eaux gazeuses *naturelles*, est exposée l'opinion *dite* du corps médical.

En tête figure un nom fort recommandable, celui de M. Ossian Henry, qui préfère les eaux gazeuses naturelles à celles artificielles, à cause des désordres que ces dernières occasionnent dans l'estomac.

M. le docteur Treuille ajoute que les eaux fabriquées n'ont aucune valeur hygiénique ni médicale ; et il le dit avec autant de franchise qu'il racontait, dans un passage cité précédemment, que les eaux gazeuses naturelles *transportées* (Condillac, Grandrif et Renaison, par exemple) *ne valent absolument rien.* L'avocat maladroit de la brochure aurait pu, pour ne pas compromettre ses clients, choisir autre part sa citation.

Trois lignes de MM. Trousseau et Pidoux font connaître que « les femmes irritables se trouvent ordinairement fort » mal de l'eau de Seltz factice. »

Qui pourra dire de quoi les femmes *irritables* se trouveraient bien ?

« Dans un grand nombre de cas » aussi (que l'on oublie de spécifier), les deux mêmes docteurs disent que « l'eau de Seltz a *d'assez graves* inconvénients. »

« Une bouteille d'eau de Seltz *artificielle*, continue
» gravement le docteur Tampier, perd son gaz en trois mi-
» nutes environ. Tandis qu'une bouteille d'eau gazeuse
» *naturelle*, qu'elle s'appelle Condillac, Grandrif ou Renai-
» son (premier bout de l'oreille!) dégage des bulles de gaz
» pendant *douze heures* consécutives. »

« De *trois minutes* à *douze heures*, la différence est
grande, » conclut-on; et qui ne partagerait pas cet avis!

« L'eau gazeuse *artificielle est une machine à vapeur
qui éclate*, » ajoute la même autorité. Il suffira maintenant
de se hisser sur un cheval de bois à roulettes, et de faire
provision de siphons. Si l'on parvient à diriger la machine,
et à lâcher à temps les soupapes, le mode de locomotion ne
sera pas mal inventé.

Quant à la différence entre les eaux naturelles et artificielles, la voici : « *L'eau gazeuse naturelle est une ma-
» chine à vapeur qui marche.* » Une machine à vapeur
qui marche! Avec celle-là, beaucoup moins dangereuse,
l'on n'aurait qu'un seul avantage, celui de pouvoir des-
cendre aux stations.

Vient enfin un docteur recommandable et plus sérieux,
M. Constantin James, qui, comme M. Ossian Henry, explique
sa préférence pour les eaux naturelles, par la façon dont le
gaz de chacune se dissout dans l'estomac, et conclut cependant que l'on ne doit réclamer l'intervention de l'art
que lorsque la nature refuse son assistance. Ce qui prouve
encore que, si l'eau naturelle transportée perd toutes ses
qualités et devient *nulle* (Voir ce qu'en dit M. le docteur
Treuille), l'eau artificielle n'en est pas moins inoffensive.

MM. Petrequin et Socquet partagent les idées du préopi-
nant. Si les eaux naturelles sont supérieures à celles artificielles, c'est au dégagèment modéré de l'acide carbonique
dans l'estomac que les eaux naturelles doivent cette su-
périorité.

Ainsi, voilà six appréciations, dont trois analogues. Et c'est là ce que l'auteur de la brochure ose qualifier de *l'opinion du corps médical !*

Ces preuves étaient vraiment insuffisantes : il fallait d'autres armes, et c'est dans l'arsenal même de la fabrication qu'on les a prises, en faisant connaître, d'après le travail du docteur Treuille, la manière de fabriquer cette boisson insalubre.

Qu'est-ce donc que la fabrication de l'eau de Seltz? Elle se compose uniquement, dit–il, d'un mélange de gaz acide carbonique et de l'eau de la Seine ou du Canal.

Qu'est-ce donc que l'eau que l'on prône si haut, pourrait-on demander avec plus de raison?

« Dans le dépôt ocracé des sources (de Condillac), ré-
» pond M. Ossian Henry, on a reconnu des traces de
» manganèse et..... *d'arsenic.* »

« Pendant la fabrication du gaz, continue **M. Treuille,** diverses causes peuvent entraver l'opération.

» 1° Si l'acide sulfurique est versé en excès, il arrive fréquemment que le gaz qui se dégage est fétide, nauséabond, et *jouit de véritables propriétés toxiques,* qui déterminent *souvent de graves accidents* dont on recherche en vain la cause. »

Ah! le méchant gaz! Qu'on le laisse *jouir* de ses propriétés toxiques ; et quant aux graves et fréquents accidents dont on parle, on fera bien de n'y croire que sur preuves.

« 2° L'élévation de la température vient *radicalement* s'opposer à la saturation de l'eau par le gaz en raison de l'excessive dilatation de ce dernier, ce qui vient augmenter les *chances* de l'explosion, et chacun sait que l'eau de Seltz se fabrique surtout pendant l'été, période de temps où sa fabrication offre le plus de danger. »

Merci d'abord de ce renseignement, que l'eau de Seltz se fabrique *surtout en été*. M. de La Palisse n'eût pas mieux dit. Quant aux dangers, il serait bon que l'on en citât, ou l'on sera tenté de croire que les journaux sont salariés par les fabricants d'eaux gazeuses pour garder le silence à ce sujet.

« 3° Enfin les laveurs sont insuffisants pour épurer le gaz, qui trop souvent conserve un goût hydrosulfuré très-prononcé. »

Encore une fois, l'auteur anonyme de la brochure eût mieux fait, pour soutenir sa mauvaise cause, de reproduire une dizaine de colonnes de la *Gazette des Tribunaux*, où seraient racontés les nombreux empoisonnements et les morts subites dont sont souvent victimes les infortunés ouvriers qui fabriquent cet horrible mélange, cette boisson insalubre ; et les sessions d'assises où furent notés d'infamie ces empoisonneurs autorisés, ces fabricants de machines infernales et de siphons rayés.

Le tableau n'était pas encore assez lugubre. « Ce n'est pas tout, poursuit l'auteur, le public ne se doute guère que chaque siphon chargé de gaz comprimé jusqu'à douze atmosphères, est une véritable machine infernale des plus dangereuses et toujours prête à faire explosion. »

Comme toutes celles qui précèdent, cette allégation est complétement fausse. Aurait-elle quelque apparence de réalité, que l'on demanderait pourquoi l'on ne supprime pas le travail sur les toits et dans les carrières, les fabriques de capsules, etc. Pourquoi aussi les chaudières, quand on a la machine à vapeur..... pas celle qui marche, mais celle qui éclate?..... Pourquoi aussi les canons rayés, quand on a la machine infernale des siphons ?

Après un tel exposé, qui ne serait tenté de croire que la tirade touche à sa fin? Erreur! « Ce n'est pas assez encore. Tout est parfait et inoffensif; vous pouvez en pleine liberté d'esprit vous livrer à l'amusement de ce *brillant feu d'artifice*. Mirage trompeur! fausse sécurité, s'exclame Jérémie; prenez garde! (Votre siphon vous regarde): un nouveau danger vous menace, et vous alliez peut-être porter à vos lèvres encore souriantes de satisfaction une coupe empoisonnée!!! »

Passant sous silence le *brillant feu d'artifice* et les *lèvres souriantes de satisfactio n*, qu'excuse l'enthousiasme, contemplez le danger..... sans frémir.

Le voici : « Il est bien prescrit par les règlements, à l'égard du ressort à boudin qui permet à l'eau chargée de gaz de sortir du siphon, de fabriquer ce ressort en cuivre argenté, afin d'obvier à son oxydation ; mais le contact prolongé et souvent renouvelé du gaz acide carbonique détruit promptement l'argenture ; alors, l'action de l'acide carbonique sur le cuivre, et produit *une couche épaisse et profonde de vert-de-gris.*

» Que ceux qui croiraient le tableau chargé, veuillent bien, comme nous l'avons fait, démonter des siphons et examiner le ressort ; ils verront si nous avons été au delà de la vérité. »

Mais l'on ignore donc que les eaux gazeuses du commerce sont approuvées par le comité d'hygiène et de salubrité (après l'avis de l'Académie, bien entendu); l'on ne sait donc pas que leur fabrication est soumise à une inspection scientifique et active que fait exercer l'administration !

Que M. Trouillepot ne connaisse rien de supérieur aux eaux des sources dont il est actionnaire ; que M. Lagingeole déclare hardiment qu'il place bien au-dessus de toutes les eaux connues et à connaître, les eaux de vaisselle ; que le fameux Triste-à-Pattes célèbre les incomparables vertus de l'eau de noyau, on l'admet : chacun est libre de prôner sa marchandise, mais jamais au détriment de personne, et à l'aide d'arguments aussi pauvres et aussi peu courtois.

Passons à la seconde partie de l'opuscule. Après avoir essayé de nuire à un rival, il fallait naturellement se mettre à sa place.

L'eau de Seltz factice est décidément morte, de par l'auteur de la brochure; elle n'a plus qu'à se pétrifier dans ses derniers siphons ; mais l'usage des boissons acidules gazeuses pour la table s'est tellement popularisé, qu'il faut quelque chose à la place de l'eau de Seltz et de toute cette famille de tyrans toxiques qui ruinent la bourse et la santé. Que prendra-t-on ? Le voici :

« Si les propriétaires de sources eussent mis leurs produits à la portée de tous, l'usage immodéré d'une boisson souvent nuisible (l'eau de Seltz) n'aurait jamais pris la place que devraient *seules* occuper ces eaux si merveilleusement douées, si bienfaisantes, si belles, si pures, si agréables, en un mot les eaux naturelles gazeuses. Que les propriétaires des sources de *Condillac, Grandrif, Renaison*, toutes eaux naturelles gazeuses, employées comme boissons d'agrément, veuillent bien y réfléchir sérieusement; il en est temps encore.

» Pour obtenir ce résultat si désirable, deux choses indispensables sont à faire : livrer l'eau au plus bas prix possible, et la mettre à la portée de tous dans le plus parfait état de conservation. »

Tel est le *desideratum* émis, mais irréalisable *quant à la conservation* (au dire du docteur Treuille); puis l'auteur de la brochure entonne la trompette, avec un écrivain de la *Gazette des Eaux :*

« La guerre, dit-il, est déclarée aux eaux factices. Enfin l'acide carbonique artificiel, le siphon, les appareils gazogènes, les sels nuisibles, etc., tous les engins meurtriers de la spéculation ou de la fraude vont mordre honteusement la poussière ! les principes éternels du droit hydrologique triomphent, et l'usurpation chancelle sur son trône. Le règne des eaux naturelles gazeuses est annoncé *ex cathedrâ* à la médecine et au commerce. »

Quand on veut passer pour sérieux, laissant de côté les tréteaux, on n'emprunte pas le casque de Mangin, encore moins le *vert-de-gris* des siphons.

« Une ère nouvelle commence, continue le rédacteur de la *Gazette*, et je prends ma lyre pour célébrer ce joyeux avénement. »

(Qui douterait, à présent, ainsi que l'annonce l'auteur de la brochure, que les eaux de Condillac portent légèrement au cerveau et prédisposent à la gaîté ?)

« Sois bénie, œuvre de la restauration thermale ! *Te moriturus salutat !* Celui que devaient faire mourir les liquides sophistiqués te salue ! »

Ainsi finit ce dithyrambe plat et burlesque, dans une question de boutique où il n'y a que de l'eau à boire.

Quoi que chante notre énergumène, des eaux de Condillac et congénères, la Reine des eaux de table n'a que son roseau pour sceptre, et ne sera ni plus ni moins qu'une reine des grenouilles.

Que des industries rivales placardent donc leurs affiches, et prodiguent les fastueuses tirades de la réclame ; qu'elles énumèrent toutes les vertus de leur prétendue panacée ; mais, de grâce, que leurs *satires* ne poursuivent plus les nymphes bâtardes, comme ils appellent les eaux factices ; qu'elles laissent en paix cette pauvre eau de Seltz inoffensive, qu *imousse* d'elle-même, sans recourir à des louanges mercantiles, et qui, fière de ses avantages et de ses droits acquis, se trouve assez haut placée dans l'estime publique, pour mépriser un blâme injuste et de vaines attaques !

Un dernier mot, en terminant. Que l'on ouvre un recueil spécial et tout nouveau, puisqu'il ne date que de 1860 : l'*Union pharmaceutique*.

La question des eaux minérales *artificielles* s'étant présentée devant la Société de pharmacie de Paris, une commission composée de MM. Chatin, Poggiale et Lefort, dont on connaît la compétence, fut saisie du chapitre relatif à ces eaux, et se chargea de présenter à la Société la liste du petit nombre des eaux *artificielles* qui peuvent être encore demandées.

Dans le rapport publié au numéro de mai 1862 de l'*Union pharmaceutique*, cette commission, dans la catégorie des eaux minérales *artificielles* pour la boisson, donne le pas à l'*Eau de Seltz*, après laquelle en viennent seulement quatre autres : celles de Spa, de Vichy, de Bonnes et de Baréges.

Une telle décision, émanant d'hommes aussi spéciaux, dispense de plus amples commentaires.

Somme toute, l'eau de Seltz artificielle est non-seulement tout à fait inoffensive, mais très-souvent utile ; celles transportées (y compris la REINE DES EAUX DE TABLE), ne peuvent faire du bien (s'il y a lieu toutefois), que lorsqu'on les boit à leur source.

VERSAILLES. — IMPRIMERIE DE BEAU J^{ne}, RUE DE L'ORANGERIE, 36.

ENTREPOT GÉNÉRAL

DE TOUTES LES

EAUX MINÉRALES

DE FRANCE ET DE L'ÉTRANGER.

Pharmacie de **R. GAFFARD**, à Versailles.

PRIX-COURANT.

	f.	c.		f.	c.
ALET	»	95	KREUSNACH	1	70
AUTEUIL	»	50	LABASSIÈRE 3/4	»	95
BALARUC	1	40	Id. 1/2	»	70
BARÉGES 3/4	1	»	Id. 1/4	»	60
Id. 1/2	»	85	MARIENBAD (cruchons)	1	65
BIRMENSTOFF	1	20	MONTDORE (litre)	1	15
BONNES 3/4	»	95	Id. 1/2 id.	»	95
Id. 1/2	»	75	Id. 1/4 id.	»	70
Id. 1/4	»	60	OREZZA	»	95
BOURBONNE-LES-BAINS	»	95	PASSY	»	80
BUSSANG	»	60	PIERREFONDS	»	75
CARLSBAD	1	90	PLOMBIÈRES	»	70
Id. 1/2	1	40	POUGUES	»	80
CAUTERETS 3/4	»	95	PULNA (cruchons)	1	50
Id. 1/2	»	85	Id. 1/2 id.	1	15
CHALLES	1	20	SAINT-ALBAN	»	50
CHATELDON	»	80	SAINT-GALMIER	»	50
CONTREXEVILLE	»	85	SAINT-PARDOUX	»	95
CRANSAC. s. h. s. b.	1	05	SAINT-YORRE	»	85
CUSSET, Élisabeth	»	75	SEDLITZ (le cruchon)	2	»
Id. Sainte-Marie	»	75	Id. 1/2 id.	1	50
EMS (cruchons)	»	85	SELTZ ou SELTER (cruchon)	»	80
Id. 1/2	»	70	Id. id. 1/2 id.	»	60
ENGHIEN 3/4	»	85	SOULTZBACH	»	75
Id. 1/2	»	65	SOULTZMATT	»	60
Id. 1/4	»	55	SPA (cruchons)	1	15
EVIAN	1	30	VALS	1	»
FACHINGEN (cruchons)	»	75	VICHY, Lardy	»	75
FORGES	»	80	Id. Haute-Rive	»	75
HEILBRUM	1	90	Id. Larbaud	»	60
HOMBOURG	»	95	VISOZ	1	10
KISSENGEN	1	20	VITTEL	»	95
Id. 1/2	»	85			

EAUX DE VICHY

PROPRIÉTÉ DE L'ETAT.

GRANDE-GRILLE.
CÉLESTINS.
HÔPITAL.

La bouteille, 75 cent.

La Caisse de 50 bouteilles, 35 francs.

TARIF

De quelques spécialités que l'on trouve à la Pharmacie
de **R. GAFFARD,**

32, rue de l'Orangerie, 32,

VERSAILLES.

Vin d'Espagne au quinquina rouge et cacao, tonique, nourrissant, don-
nant de la force aux organes affaiblis, la demi-bouteille. . . . 3 50
Sirop de phellandrie, contre les toux, rhumes, etc., le flacon . . . . . 2 »
Sirop contre la coqueluche, le flacon 1 50
Sirop de dentition, le flacon. 1 50
Graine de moutarde blanche de Gaffard, le demi-kilo. . . . . 1 »
Pastilles de santonine contre les vers, la boîte . . . . 1 »
Pâte de phellandrie contre les toux, rhumes, etc., la boîte. . . . . . . 1 »
Biscuits à la santonine contre les vers, la pièce. . . . . » 40
Poudre purgative au citrate de magnésie, le flacon. 1 50
Chocolat purgatif à la magnésie, la tablette. 1 25
Odontine Gaffard pour calmer les maux de dents, le flacon . . . . . . 1 »
Pastilles de Vichy, la demi-boîte.. . . . . » 75
    Id.   la boîte. 1 50
Pilules purgo-dépuratives, la boîte. . . . . 4 »
    Id.   la demi-boîte. 2 50
Baume nerval contre le rhumatisme, la goutte, l'impuissance prématu-
rée, etc., le pot . . . . 3 »
Dragées de bismuth contre les malaises et les coliques nerveuses de
l'estomac, le flacon 1 50

Eau de Cologne. Usages ordinaires de la toilette, le litre, n° 1. . . . . 8 »
    Flacons de... . . . . 75 c., 1 fr. 25, 1 fr. 50 et 2 »
Eau de Cologne Usages ordinaires de la toilette, le litre, n° 2. . . . . 5 »
Eau de Botot, donnant du ton aux gencives, de la fraîcheur à la bouche,
le litre . . . . 5 »
    Flacons de . . . . 75 c., 1 fr. 25 et 1 50
Eau de fleurs d'oranger, n° 1, le litre. . . . . 3 »
    Flacons de . . . . 60 c., 75 c., 1 fr., et 1 25
Eau-de-vie de lavande. Usages ordinaires de la toilette, le litre . . . . 5 »
Esprit de menthe pour rince-bouche, le flacon.. . . . . . . 1 fr. 50 et 2 50
Benzine rectifiée pour détacher le drap, le flacon. . . . . 1 »
Chocolat Gaffard. — Chocolat de santé, qualité surfine, le demi-kilo. . 2 »
    Id.   id.   qualité fine, le demi-kilo. . . 1 80

www.ingramcontent.com/pod-product-compliance
Ingram Content Group UK Ltd.
Pitfield, Milton Keynes, MK11 3LW, UK
UKHW022348130726
13694UKWH00006B/2144